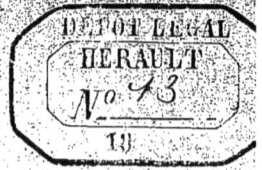

LE

TRAITEMENT DE LA TUBERCULOSE

PAR

LA MÉTHODE DE KOCH

LEÇONS

Faites à la Faculté de Médecine de Montpellier
les 13 et 15 décembre 1890

PAR

Le Dʳ J. GRASSET

PROFESSEUR DE CLINIQUE MÉDICALE A LA FACULTÉ DE MONTPELLIER,

ET

Le Dʳ E. ESTOR

PROFESSEUR AGRÉGÉ

MONTPELLIER
CAMILLE COULET, LIBRAIRE-ÉDITEUR
LIBRAIRE DE L'UNIVERSITÉ
5, GRAND'RUE, 5.
PARIS
GEORGES MASSON, LIBRAIRE-ÉDITEUR
120, Boulevard Saint-Germain
1891

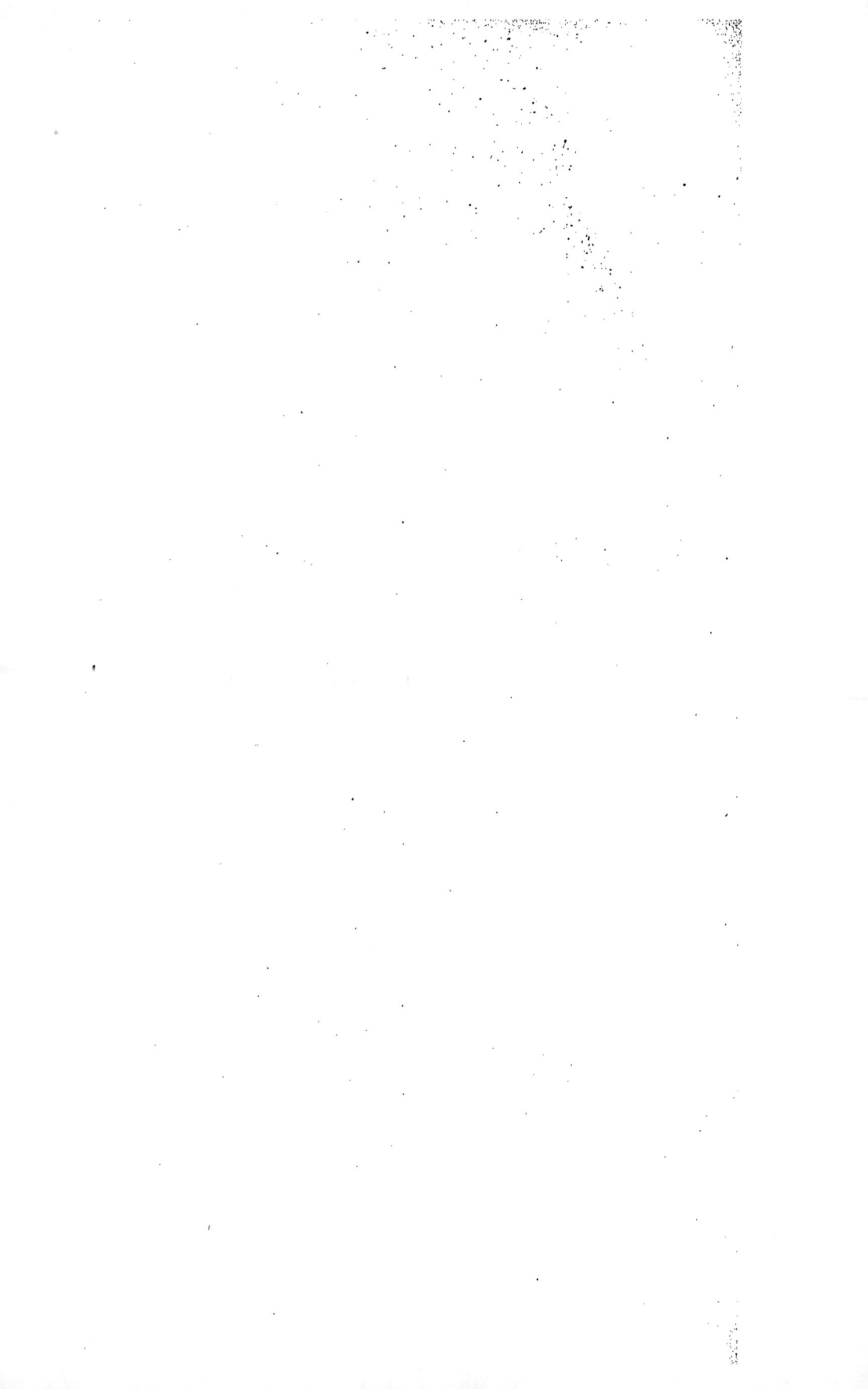

LE

TRAITEMENT DE LA TUBERCULOSE

PAR

LA MÉTHODE DE KOCH

LE

TRAITEMENT DE LA TUBERCULOSE

PAR

LA MÉTHODE DE KOCH

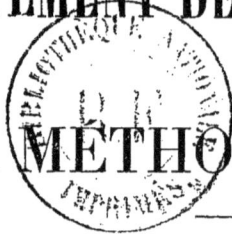

LEÇONS

Faites à la Faculté de Médecine de Montpellier
les 13 et 15 décembre 1890

PAR

Le Dʳ J. GRASSET

PROFESSEUR DE CLINIQUE MÉDICALE A LA FACULTÉ DE MONTPELLIER,

ET

Le Dʳ E. ESTOR

PROFESSEUR AGRÉGÉ

MONTPELLIER

CAMILLE COULET, LIBRAIRE-ÉDITEUR
LIBRAIRE DE L'UNIVERSITÉ
5, GRAND'RUE, 5.

PARIS

GEORGES MASSON, LIBRAIRE-ÉDITEUR
120, Boulevard Saint-Germain

. 1891

TRAITEMENT DE LA TUBERCULOSE

LA MÉTHODE DE KOCH[1]

PREMIÊRE LEÇON

Effets généraux et applications médicales de la Méthode[1]

MESSIEURS,

Le traitement par la méthode de Koch traverse, dit-on, son âge ingrat. Je ne le crois pas : non, ce n'est pas plus l'âge de l'ingratitude que celui de la reconnaissance enthousiaste, excepté à Berlin, où c'est vraiment l'âge d'or.

Il y a en effet, en ce moment, dans la capitale de l'Allemagne, une grande affluence de malades et de médecins étrangers, venus des points les plus éloignés et apportant avec eux des monnaies de toutes valeurs. Tout le monde ne fait pas comme ce malade qui a offert 300,000 marks (375,000 fr.) à Koch, s'il lui envoyait de la lymphe et un assistant à Cannes, pour le soigner ; mais enfin il y a à Berlin une très grande et très fructueuse affluence de visiteurs.

L'âge que traverse la méthode de Koch ne peut être qualifié que d'un mot, et je crois que nous sommes dans

[1] Recueillie et publiée par MM. Jeannel, Chef de Clinique, et Castagné, Interne des Hôpitaux.

le vrai en disant que c'est l'âge des recherches, l'âge des
études, je dirai presque des tâtonnements !

Disons tout de suite que ces études sont admirablement
facilitées par l'accueil que l'on reçoit à Berlin.

Nous avions été très découragés à Paris, où l'on nous
avait dit: Vous ne verrez rien, ou vous ne verrez que de
loin. C'était une erreur absolue.

Je dois dire ici publiquement que nous avons été très
bien reçus à Berlin. Le bruit court là-bas que c'est par
ordre de la Cour que l'on est bien reçu, peu nous importe,
car en fait nous avons été, je le répète, parfaitement
reçus. Ceux qui ont vu Berlin il y a quelques années sont
frappés du changement.

Je dois adresser des remerciements spéciaux à MM. les
professeurs Senator et Leyden et à leurs assistants les
Drs Leu et Renvers pour l'accueil qu'ils nous ont fait dans
leurs services; mais surtout à M. le Dr Pilatte, un ancien
étudiant de la Faculté de Montpellier, qui, parlant très
bien l'allemand, nous a permis d'entrer en communication
plus directe avec les malades. J'adresse enfin un hommage
de reconnaissance à Koch lui-même, qui nous a envoyé
avec empressement un flacon de sa lymphe précieuse.

Grâce à cet ensemble de ressources, nous avons vécu
dans les services, car les visites et les cliniques ont lieu à
toute heure. Nous allions même dans les salles sans chef
de service pour revoir et suivre nos malades.

Nous avons pu ainsi appliquer la méthode générale
suivante: nous lisions ou nous nous faisions lire, quelquefois
nous copiions l'observation au lit du malade, puis nous
auscultions et assistions aux injections. Nous venions le
revoir pendant et après la réaction, nous réauscultions, et
nous pouvions comparer l'état non seulement à brefs intervalles, mais même (grâce à l'observation) à intervalles aussi
longs que l'histoire même de la méthode le permettait.

Sans vous parler des malades que Bergmann et d'autres chirurgiens nous ont montrés, nous avons vu dans les services médicaux un matériel considérable. Si donc nos conclusions sont très réservées, ce ne sera pas faute de documents cliniques, ce sera peut-être au contraire à cause du nombre des cas observés.

Sur la liqueur de Koch nous ne savons rien de plus que vous.

« Koch' sche Flüssigkeit» que je vous montre là est un liquide brunâtre à odeur de peptone ou de bouillon, qui appartient très probablement à l'ordre des ptomaïnes développées dans des cultures de bacilles.

Cette lymphe reste encore un remède secret malgré les révélations conjecturales du *Matin* d'hier; Koch seul la fabrique. Le gouvernement allemand a déclaré vouloir en prendre et régulariser le monopole en mettant le timbre de l'État comme garantie d'origine. Pour se la procurer, il faut écrire au Dr Libberz, 28 Luneburgstrasse, en envoyant 26 marks, c'est-à-dire 32 fr. 50 par flacon de 5 gram., qu'on reçoit .....pas par retour du courrier.

Voilà tout ce que je peux vous dire de ce liquide. Quant à la manière de le diluer, de l'injecter, Estor vous en exposera lundi toute la technique, ainsi que les applications chirurgicales, beaucoup mieux que je ne puis le faire ici.

Aujourd'hui, je ne veux vous parler que des effets généraux et des applications médicales.

Et d'abord les effets généraux, c'est-à-dire se traduisant dans tout l'organisme.

Le grand effet direct de l'injection, ce qu'on pourrait appeler l'effet physiologique du remède chez le tuberculeux, c'est la *réaction*. Cette réaction est caractéristique.

Un coup d'œil sur le tableau IX vous montrera tout de

suite le type et l'analyse de la réaction, avec des températures prises d'heure en heure.

C'est une malade du professeur Senator, elle a été injectée à 8 heures du soir. Vous voyez d'abord un abaissement de la température; à minuit, la malade éprouve déjà un refroidissement se traduisant par des frissons, de l'hypothermie, puis au bout de quelques moments survient une ascension brusque de la température, c'est une fièvre artificielle. Enfin les phénomènes s'amendent; tout disparaît au bout d'un jour.

Les autres tracés, ceux des tableaux IV et VII par exemple, vous représentent les types d'une série de réactions.

Le premier symptôme de la réaction est donc la fièvre; un véritable accès de fièvre artificielle! Cela ne vous rappelle-t-il pas la *fièvre médicatrice* de nos pères, et en particulier la dédicace de la Thèse de Fages, « à la fièvre qui avait sauvé son père » ?

Avec le symptôme fièvre, on constate une céphalée violente, avec constriction du crâne, qui s'accompagne de courbature, de lassitude générale, d'inappétence et quelquefois même de vomissements. Aussi tous les malades, même ceux qui désirent et demandent l'injection parce qu'elle leur fait du bien, redoutent-ils cet accès comme une épreuve extrêmement pénible qui les accable pendant quelques heures.

On observe même parfois des phénomènes de quinisme; il survient alors une obnubilation des sens, des vertiges, etc., puis le plus souvent le malade s'endort. Pendant ce sommeil qui est calme, il se produit une véritable détente, l'apyrexie revient, et au réveil il n'y a plus de fièvre.

Comme second symptôme de la réaction, il faut noter l'action du remède sur le *cœur*, parce qu'elle est particulièrement remarquable. Le pouls devient superficiel, petit, rapide, fréquent, à 120 pulsations par minute et plus, quelquefois même irrégulier et inégal, dicrote : tous ces phénomènes sont les signes d'une *hypotension* artérielle aiguë, qui se développe rapidement, souvent même avant le début de l'hyperthermie et dont l'importance est considérable.

En effet, l'exagération de cette action physiologique constitue une action toxique grave, qui provoque le collapsus, la cyanose, le coma et la mort. Il est souvent nécessaire de combattre cette action par celle de certains excitants comme la noix vomique et la caféine.

Vous pouvez voir un exemple d'hypothermie dans le tracé II, où la température est tombée à 35°,3. On nous a parlé à Berlin d'une malade en état puerpéral, qui est morte après avoir présenté une température de 33°,6.

Enfin, notons en troisième lieu les phénomènes nerveux. Ils sont moins fréquents que les précédents, mais aussi très variables suivant les tempéraments et peuvent aller jusqu'au délire.

Ainsi par exemple le malade du tableau VIII a présenté de l'abattement, de la stupeur et des troubles de la sensibilité, se manifestant par l'anesthésie du cinquième doigt de chaque main, sans troubles moteurs.

On a signalé encore des éruptions, des érythèmes plus ou moins scarlatiniformes et même papuleux (Nous en avons vu un cas chez Bergmann) et enfin de l'albuminurie.

Vous voyez, Messieurs, que ce sont là, dans une certaine limite, les traits du tableau de l'intoxication par les ptomaïnes alimentaires : (moules toxiques, champignons, etc.).

Jusqu'ici, nous avons vu que les effets produits par l'injection étaient comparables à ceux des substances pyrétogènes de Roussy.

Voici maintenant quelque chose de plus nouveau : C'est une action élective d'excitation locale sur les tissus tuberculeux. Cette action est très manifeste chez les lupeux, où elle se voit mieux (et Estor vous en décrira toutes les phases). Mais on la voit aussi, ou plutôt on l'entend se produire sous l'oreille, quand on ausculte la poitrine d'un phtisique qui a été injecté.

En pareil cas, on constate d'abord, sous l'influence de l'injection, une congestion locale qui se révèle par une toux, souvent sèche, forte et par quintes pénibles (qu'on a été obligé parfois de calmer avec de la morphine), d'autres fois par une expectoration abondante : les malades crachent un demi-litre, un litre de liquide purulent dans les vingt-quatre heures, ils ont une oppression excessive comme dans certains cas d'œdème pulmonaire aigu.

Sous l'oreille, on sent venir le souffle bronchique, souffle bronchique qui n'existait pas le matin avant l'injection, et qui apparaît alors, souvent avec des râles crépitants : c'est qu'il se produit de la congestion et de l'œdème — œdème qui parfois a nécessité une trachéotomie, lorsqu'il se manifestait au larynx.

De là, le danger qu'il y a à pratiquer une injection chez un malade dont le larynx est atteint, aussi les médecins allemands se tiennent-ils toujours prêts à pratiquer la trachéotomie. Nous avons vu des sujets qui ont été sauvés par ce moyen.

Car la réaction locale se produit partout où il y a des foyers tuberculeux récents ou anciens.

C'est ainsi que, chez certains malades, nous avons vu des ganglions légèrement atteints, et dont on ne soupçonnait pas le mauvais état, devenir énormes pendant la réaction et se révéler tuberculeux sous l'influence de l'injection. Chez un malade de Bergmann atteint de lupus, une injection réveilla une vieille arthrite tuberculeuse que l'on croyait guérie depuis bien des années. Il y a même jusqu'à des cicatrices plus ou moins anciennes de tuberculoses antérieures qui ont été soudainement rallumées.

D'où cet enseignement pratique à tirer dès à présent :

avant l'injection, même pour une maladie chirurgicale très visible, il est très important de bien examiner son malade, de l'examiner de partout afin de prévoir quelle sera la réaction, en s'assurant qu'il n'a rien dans les poumons, dans le larynx, ou dans les méninges. Cela est surtout important pour les tuberculoses méningées, car, vous ne l'ignorez pas, Messieurs, quand on a des tubercules dans les méninges, on en meurt !

Vous voyez quelle est la puissance de la lymphe de Koch !· voyez-en maintenant l'importance comme moyen de diagnostic.

La réaction *générale* ne se produit que chez les tuberculeux, du moins à faible dose, et la réaction *locale* ne se produit que sur les tissus tuberculeux. Si on hésite sur la nature d'une lésion, on pousse une injection : s'il y a réaction, le malade est tuberculeux ; s'il n'y a pas de réaction, il n'est pas tuberculeux. Ainsi le tracé III est celui d'une malade atteinte de pleurésie, dont la nature tuberculeuse n'a été établie que par la réaction. Et si après avoir réagi plusieurs fois, le malade ne réagit plus, il est guéri.

Ce serait donc là un médicament *spécifique,* ou, si l'on veut, un médicament diathésique (le mot a été prononcé).

Voilà la proposition classique, que je crois vraie d'une manière générale, mais pas d'une manière absolue. Il y a des exceptions, nous en avons vu dans un sens et dans l'autre.

D'abord certains tuberculeux avérés ne réagissent pas : nous en avons vu deux exemples (Obs. v et vi). Dans l'observation v, on n'est arrivé qu'à élever à 38°,3 la température d'un malade, auquel on injectait jusqu'à 0,0013 à la fois. — G... malade de Senator (Obs. vi), n'a eu qu'une seule réaction à 38°,5 après une injection de 0,0012 à la fois.

Et cependant ces malades étaient bien tuberculeux, je vous en réponds : le premier avait des craquements humides sous les deux clavicules, il avait eu trois hémoptysies, suait la nuit et avait des bacilles dans ses crachats, et le second avait aussi des hémoptysies fréquentes et des signes physiques aussi nets.

Il en est de même pour le malade de Cuffer, qui n'a jamais eu de réaction.

En second lieu, il y a des réactions sans tubercules. On commence à en avoir un certain nombre de cas. C'est ainsi qu'un lépreux, qu'on a fait venir à Berlin de très loin, a réagi. Le bacille de la lèpre présente, il est vrai, de grandes analogies avec le bacille de la tuberculose, mais il n'est pourtant pas identique. Des syphilitiques ont réagi ; un scarlatineux a réagi *aussi : il* a été atteint localement aux reins, *locus minoris resistentiæ* et a fait une néphrite hémorrhagique.

Vous le voyez donc, le principe du diagnostic par la réaction n'est pas absolu, loin de là, et de nouvelles recherches sont nécessaires pour préciser les limites de son exactitude.

On peut cependant encore dire qu'il est vrai d'une manière générale et habituelle.

Seulement, la réaction n'est pas du tout en rapport avec la gravité de la lésion et la quantité de bacilles. Ainsi dans les tracés V et VI, la réaction est à peu près nulle bien qu'il existe de grosses lésions. Vous voyez dans le tracé II une réaction très faible et plus tard de l'hypothermie avec des injections allant jusqu'à 0,015, et cependant ce malade avait des gargouillements à droite et des craquements humides à gauche. Inversement, on constate aussi des réactions fortes avec de faibles lésions comme sur le tableau III.

En somme, la réaction est très variable et essentiellement *personnelle*.

Une autre partie du principe que nous venons de poser, est encore plus contestable et même tout à fait fausse, c'est la suivante : Quand les réactions qui se produisaient d'abord ne se produisent plus, il y a guérison. — Non, Messieurs, si le malade ne réagit plus, il n'est pas guéri pour cela ; ce raisonnement n'est pas exact.

Il y a en effet une accoutumance remarquable aux doses pas très fortes. Cette accoutumance est souvent très rapide; aussi est-on obligé d'employer des doses toujours croissantes.

Certains malades ne s'accoutument que très lentement (Exemple S. n° IX). Mais le plus souvent c'est le phénomène inverse qui se produit comme dans les tracés I, II, III et VIII. On arrive alors à ne plus avoir de réaction, à avoir de l'hypothermie même (II), c'est-à-dire des effets toxiques, nous en avons vu de nombreux exemples, et cependant je vous certifie que les malades n'étaient pas guéris. Si I et III ont été améliorés, si VIII n'est pas pire, II et IX sont plutôt aggravés : en tout cas, ces trois derniers restent tuberculeux.

Les réactions peuvent donc cesser de se produire sans que le malade soit guéri !

Un dernier mot sur ce phénomène si curieux de la réaction. La date de l'apparition de la réaction et sa durée présentent d'assez grandes variétés.

Le commencement de l'ascension arrive de trois heures à trois jours après l'injection, le plus souvent cinq ou six heures après; l'acmé deux ou trois heures plus tard, enfin la défervescence se fait brusquement en une ou deux heures. Le tableau IX vous présente un cas typique (S...) : l'accès a commencé par de l'hyperthermie quatre heures environ après l'injection, puis l'hypothermie arrive deux heures plus tard, elle dure toute la journée du lendemain et tombe le soir.

Il y a aussi, comme dans le tableau I, des exemples de réaction tardive, elle ne se produit alors qu'à la troisième ou la quatrième injection.

Voilà l'histoire de la réaction. Elle est bien curieuse, bien importante, mais elle appelle encore, vous le voyez, de longues et nombreuses recherches cliniques nouvelles.

Les actions *toxiques* sont, en quelque sorte, l'exagération des actions physiologiques.

La première observation à ce point de vue est celle de Koch lui-même.

Après avoir essayé son remède sur des cobayes, Koch, en bon physiologiste qu'il était, voulut l'expérimenter sur l'homme : Il avait remarqué que l'animal sain ne réagissait pas aux doses qui font réagir l'animal tuberculeux, mais qu'il réagissait à certaines doses. Ayant donc déterminé la dose supportée sans dommage par le cobaye, il détermina par le calcul la dose qu'il pourrait supporter lui-même, en multipliant la première par un coefficient proportionnel à son poids, et il s'injecta $0^{gr},25$ de lymphe. Mal lui en prit, car il faillit en mourir. Pendant douze heures, il traversa la crise d'un véritable empoisonnement : trois ou quatre heures après l'injection, il éprouva du tiraillement dans les membres, une disposition à tousser et de la dyspnée, symptômes qui augmentèrent rapidement ; à la cinquième heure il éprouva un frisson très violent durant presque une heure, en même temps que des nausées, puis des vomissements, et la température s'éleva à 39°,6. Après douze heures, il y eut un ralentissement de tous ces symptômes ; le lendemain, la température était normale. Mais pendant quelques jours il éprouva de la lourdeur et de la lassitude dans les membres, et de la rougeur autour du point de l'injection, qui était douloureux (Première communication de Koch in *Sem. méd.* pag. 417).

Les éléments des actions physiologiques qui sont surtout à redouter sur les malades quand ils deviennent toxiques sont : les réactions locales, les œdèmes toutes les fois qu'il s'agit d'organes clos ou à perméabilité indispensable à la vie, comme le cerveau, le larynx, etc., et l'action sur le cœur qui peut aboutir au collapsus !

Le chapitre des actions thérapeutiques est celui que vous attendez avec le plus d'impatience, et c'est peut-être celui sur lequel j'ai le moins de satisfaction à vous donner.

Pour atténuer ce mauvais effet, il faut se bien rappeler une chose ; c'est qu'il s'agit ici d'une maladie tenace et longue entre toutes. La médication en pareille matière ne peut donc être jugée qu'après un temps très long. Or, l'histoire clinique de la méthode n'est pas vieille.

D'après des renseignements que je crois exacts, c'est le 11 septembre que la première injection fut faite dans le service de Senator. La chose fut révélée par l'indiscrétion d'un infirmier, tout fut arrêté : (le malade mourut un mois et demi après).

Ce n'est que le 9 ou le 10 octobre (il y a deux mois à peine) que l'on reprit chez Levy les injections sur un malade atteint de lupus.

La grande communication de Koch est du 13 novembre, et vous pouvez voir sur nos tracés que le plus ancien commence le 16 novembre.

On ne peut donc demander à une expérience aussi courte que des renseignements, des documents, mais non des conclusions définitives.

Trois questions se posent ici :
1° Y a-t-il des guérisons ?
2° Y a-t-il des états stationnaires ?
3° Y a-t-il des états aggravés ?

1° *Des guérisons complètes* et définitives, il n'y a pas à y penser. La question n'est pas encore mûre, il est encore beaucoup trop tôt pour y répondre. Il y a cependant des améliorations considérables qui équivalent presque à une guérison *actuelle*, comme chez les malades I, III et IV. Seulement aucun de ces trois cas n'était de ceux que nous eussions considérés comme étant au-dessus des ressources de la thérapeutique ancienne des tuberculeux (car il ne faut pas oublier que nous en guérissons).

Ainsi je vais vous raconter l'histoire de la femme S...
(III). Beaucoup d'entre vous la croiraient guérie *malgré*
les injections... Elle entre à l'hôpital le 15 septembre pour
une pleurésie à droite avec épanchement qui paraît avoir
débuté deux jours avant.

Le 18, on fait la thoracentèse et l'on retire un litre de
liquide séreux : amélioration progressive. Il ne reste plus
que des fausses membranes à la base, elle se trouve guérie
et demande à sortir vers le 18 novembre. C'est alors que
commence le tracé que vous voyez là : on fait des injections, elle réagit très bien, et aujourd'hui elle peut être
considérée comme guérie d'une pleurésie tuberculeuse :
1° parce que toutes les pleurésies sont tuberculeuses ; 2°
parce qu'elle a réagi au remède.

I et IV sont des cas très améliorés aussi, mais ce sont
encore des cas avec des lésions au début et tout à fait
limitées au sommet du poumon.

2° *Des malades stationnaires*, il y en a, nous en avons
trouvé quelques-uns. Exemple le n° VIII, dont je me
souviens d'autant mieux que je ressens encore, en vous
parlant de cet Alsacien, l'émotion profonde qu'il nous causa,
en nous répondant en français avec des larmes dans les
yeux, dès qu'il eut reconnu à notre mauvais allemand, que
nous étions toujours, malgré tout, compatriotes de cœur :
K.... de Schelestadt.

3° Enfin il y a aussi (il est impossible de le nier) des cas
qui ont été *aggravés* par le traitement.

Je laisse de côté les cas de mort qui se sont développés
dans trois circonstances particulières (méningite, laryn-
gite, granulie), je ne vous parle que des malades que j'ai
vus et qui par conséquent vivaient encore. Eh bien ! il y a
non seulement le coup de fouet de la réaction, qui est dans
l'ordre et dans les prévisions, mais il y a aussi des aggravations persistant un certain temps, survivant à la réaction

et constatées par comparaison de l'état au moment de notre examen avec l'état constaté au moment de l'entrée du malade.

Vous avez sous les yeux six observations qui peuvent être instructives à ce point de vue.

Le n° II (B...., malade de Senator). A son entrée, on constate des râles humides aux deux sommets et du souffle bronchique à droite au dessus de la clavicule (3 novembre). Le 3 décembre : gargouillements sous la clavicule droite ; (il s'était formé là une caverne) ; gros râles et craquements humides à gauche ;

Le n° V (L..., malade de Senator). Son entrée à l'hôpital est du 21 novembre. A ce moment, il y avait à gauche des craquements humides ; à droite simplement de la matité et des râles sibilants — 2 décembre (12 jours après), on constate des craquements humides sous les deux clavicules, signes d'une infiltration au deuxième degré.

Le n° VI (G..., malade de Senator). Le 24 novembre, il avait seulement des râles sibilants et du souffle au sommet gauche. 10 jours après, le 3 décembre, on constatait des craquements humides.

Le n° VII (S..., id.). En *plein coup de fouet :* à droite, respiration saccadée, rude et râles disséminés, deviennent un vrai souffle ; à gauche, des râles disséminés deviennent une pluie de râles sous-crépitants moyens et fins. Il crache beaucoup pendant la réaction.

Le n° IX. Cette observation est très curieuse : c'est l'observation de S..., malade de Leyden. Le Dr Renvers, qui nous a raconté son histoire très aimablement, a entendu pendant le traitement se former une caverne au sommet du poumon gauche, avec des craquements humides tout autour. Le jour de notre départ, il y avait même quelques craquements à droite. Mais il est vrai de dire que cette caverne, qui s'est développée absolument sous les yeux des médecins, paraissait être en voie d'amélioration quand nous sommes partis.

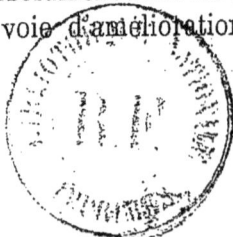

Le n° X (H..., de Leyden) présente de l'intérêt à un autre point de vue. Les injections ont allumé chez lui une fièvre qui n'existait pas auparavant et qui a persisté depuis.

Cuffer a cité aussi des cas d'aggravations dans son compte rendu, reproduit par la *Semaine médicale* et le *Bulletin médical* du 5 décembre.

Voilà donc, Messieurs, des faits incontestables d'aggravation. Cette aggravation s'est-elle produite à *cause* des injections, ou *malgré* les injections, je ne saurais vous le dire : je vous rapporte simplement des documents.

Que faut-il conclure de tout cela ? La réponse n'est pas facile :

1° D'abord, nous pouvons poser en principe que le liquide Koch est un agent puissant, pas banal, modificateur énergique de l'état général et des tissus malades chez les tuberculeux (sans que ce soit absolu) ;

2° Il est donc capable de faire du mal, de tuer même, tant qu'on ne l'aura pas apprivoisé entièrement ; faisant même précéder le bien qu'il fait (quand il en fait) d'un certain degré de mal ;

3° Il ne faut cependant pas le condamner de parti pris et définitivement, les études étant encore trop incomplètes et trop récentes ;

4° Il faut l'employer avec beaucoup de prudence, en commençant toujours par des doses très faibles $0^{gr},001$ à $0^{gr},002$, après avoir bien examiné ses malades de partout, en les surveillant ensuite de très près et en ne recommençant une injection que quand la réaction précédente est bien finie, n'augmentant la dose que quand la dose précédente ne fait plus réagir.

Les écoles déjà faites ont déjà fait connaître un certain nombre de *contre-indications*, les voici :

1° Les lésions pulmonaires trop avancées, avec champ respiratoire très diminué ;

2° Les localisations laryngées avancées ;

3° Les localisations méningées ;

4° Les localisations intestinales trop avancées. (On a vu un cas de perforation intestinale pendant la réaction.);

5° La fièvre spontanée ;

6° L'hémoptysie récente ;

7° Le cœur, ou les reins malades ;

8° L'infiltration tuberculeuse généralisée, ou granulie.

Que nous reste-t-il donc comme *indication*?

On a dit : la tuberculose au premier degré. Ce n'est pas ma formule. Je ne crois pas que la question de degré soit la véritable indication. En effet, les granulations tuberculeuses sont bien au premier degré, et cependant, si elles sont dans les méninges ou dans le larynx, vous pouvez tuer le malade en lui faisant une injection.

Je crois que la véritable indication est plutôt la tuberculose *limitée*, fût-elle même au deuxième degré.

Je préférerais même traiter un malade avec une petite caverne bien isolée, bien localisée, qu'un malade infiltré au premier degré.

Dans ces cas spéciaux et avec ces précautions minutieuses, je ne vous dis pas que vous guérirez vos malades par le nouveau remède ; je n'en sais rien ; mais je crois que vous êtes autorisés à l'essayer honnêtement.

Ce sont ces conditions que nous nous efforcerons de réaliser dans les essais que nous commencerons dès la semaine prochaine à l'hôpital Saint-Éloi [1].

Notre conclusion vous paraîtra maigre, Messieurs, en regard de tout le travail qu'elle nous a fait faire et des kilomètres qu'elle nous a fait parcourir.

Toute maigre qu'elle est, elle vous garantira au moins contre le dénigrement *a priori*, qui serait une injustice.

---

[1] Six malades sont en traitement à l'hôpital Saint-Éloi depuis une dizaine de jours au moment où nous corrigeons ces épreuves (25 décembre): leurs observations et les résultats obtenus seront publiés ultérieurement.

Si le moyen est décidément mauvais, nous le procla-
merons franchement quand nous aurons établi scientifique-
ment son inefficacité ; mais ne le disons pas avant d'avoir
expérimenté nous-mêmes.

Nous, Français, nous devons étudier avec plus d'impar-
tialité que tout autre la découverte d'un Allemand.

Tout le monde n'a pas su le comprendre ! La science
n'a pas de frontières quand il s'agit de sauver ou de sou-
lager ses semblables.

Et du reste, il faut se rappeler que Koch procède de
Pasteur, que Pasteur personnifiant le génie français a établi
et lancé la doctrine entière, qu'ensuite Koch avec ses
qualités allemandes a creusé un sillon particulier de ce
grand champ d'expérience, et que par suite nous pouvons
et devons étudier et contrôler ses travaux, sans humiliation
et sans amertume.

DEUXIÈME LEÇON

Technique et applications chirurgicales

Par le Dr E. ESTOR, Professeur agrégé

MESSIEURS,

La méthode de Koch paraît actuellement devoir rendre plus de services en chirurgie qu'en médecine. C'est une opinion et non un jugement basé sur des faits. Comme toutes les découvertes en thérapeutique, la question des injections anti-tuberculeuses doit passer par trois phases successives : dans la première, l'expérimentation se poursuit au laboratoire ; les expériences sont ensuite pratiquées à l'hôpital. La méthode de Koch a franchi ces deux premières étapes. Dans la troisième période, qui n'a pas commencé pour la médication actuelle, on groupe les faits observés, on les apprécie, on les compare. Tant que ce travail n'est pas accompli, toute opinion est prématurée. C'est dire que nous ne possédons encore que des données relatives aux doses et aux effets immédiats du remède.

Cette impression exercée sur l'organisme par les injections anti-tuberculeuses n'est pas absolument la même chez les tuberculeux pulmonaires et chez les malades atteints de manifestations externes. Les tuberculoses chirurgicales, dont la nature a été si longtemps ignorée, présentent une réaction quelque peu différente due à leur siège plus superficiel, à la moindre importance fonctionnelle des organes qu'elles occupent.

Ce serait une erreur de penser qu'au moment où paraît la découverte nous étions désarmés contre ces manifesta-

tions de la tuberculose. Les chirurgiens arrivent actuellement
à en guérir un bon nombre. Le lupus est très heureusement
influencé par les cautérisations au fer rouge ; les ganglions
tuberculeux guérissent souvent à la suite d'injections intra-
parenchymateuses d'éther iodoformé, ou grâce aux eaux
chlorurées sodiques de Salies et de Balaruc. Ces moyens
sont de plus sans danger, on ne peut en dire autant de la
méthode de Koch. Les tuberculoses osseuses et articulaires
sont guérissables par des opérations chirurgicales sans grand
danger depuis la découverte de l'antisepsie. L'immobilisation
seule n'est-elle pas un puissant moyen contre la tuberculose des articulations ? En somme, nous pouvons actuellement opposer aux tuberculoses locales des médications
éprouvées ? Et cependant, nous sommes bien obligés
d'avouer que, même en ne considérant que l'action immé-
diate de l'injection anti-tuberculeuse, l'agent thérapeutique
proposé par Koch est absolument nouveau et merveilleux
dans ses effets. Injecté loin du foyer malade, il manifeste
son action presque toujours sur le point tuberculeux à l'ex-
ception de tous les autres, et presque toujours il détermine des effets semblables. Mais, avant de commencer
l'étude de l'action de ce médicament, voici quel est le manuel opératoire, quelles sont les doses que l'on peut employer sans danger.

Le manuel opératoire que je vais vous indiquer est aujourd'hui très bien connu. Il a été déjà décrit dans plusieurs
journaux français et exposé dans tous ses détails par
M. Cornil dans une leçon faite à l'hôpital Laënnec, à Paris.
La technique suivie par M. Cornil est sensiblement la même
que celle qui est enseignée à Berlin par M. Leu, assistant du
professeur Senator.

La lymphe de Koch, conservée dans de petits flacons
bouchés à l'émeri, est inaltérable. Elle présente une couleur brune et une odeur de bouillon. Cette lymphe ne peut
être injectée qu'après dilution. Il est important de savoir

que les solutions ne se conservent pas longtemps, aussi ne faut-il pas en préparer en trop grande quantité.

Pour diluer la lymphe, on peut la mélanger ou à de l'eau phéniquée à un demi °/₀ ou à de l'eau stérilisée. La solution dans l'eau stérilisée se conserve plus longtemps.

Pour faire le mélange, il faut se munir de pipettes, de tubes à essai bouchés avec un tampon d'ouate et d'une éprouvette graduée.

Tous ces instruments doivent être stérilisés. Il suffit de les laver à l'alcool absolu; c'est du moins la pratique suivie dans les hôpitaux de Berlin. Mais, après les avoir soumis à l'action de l'alcool absolu, il est nécessaire de les rincer avec de l'eau stérilisée afin d'enlever l'alcool qui reste adhérent aux parois des vases. On est sûr que toute trace d'alcool a disparu lorsque le verre n'est plus opalescent. Il est essentiel qu'il ne reste plus d'alcool, car, en présence de la lymphe, on aurait un précipité.

On peut aussi désinfecter les instruments en les plongeant dans l'eau bouillante.

Pour préparer les solutions, on met 9 centim. cubes d'eau stérilisée ou phéniquée dans une éprouvette graduée, puis on ajoute de la lymphe jusqu'à concurrence de 1 centimètre cube, et on obtient ainsi dix centimètres cubes de mélange. En supposant la densité de la lymphe égale à celle de l'eau, on a obtenu ainsi une solution à 1/10. (Placer dans l'éprouvette graduée l'eau avant la lymphe.)

On prépare ensuite une seconde solution à 1/100 en mélangeant 1 centim. cube de la première à 9 centim. cubes d'eau phéniquée ou stérilisée.

Il est nécessaire, pour pratiquer des injections, d'en arriver à une troisième dilution obtenue en prenant 1 centim. cube de la solution à 1/100, que l'on mélange à 9 gram. d'eau phéniquée ou stérilisée.

Cette solution au millième peut se conserver pendant quelques jours.

Les instruments employés pour faire l'injection varient suivant les opérateurs.

En Allemagne, on se sert, dans la plupart des services, de la seringue de Koch. Elle se compose d'un corps de seringue en verre sur lequel s'adapte au moyen d'une armature métallique, munie d'un petit robinet, un ballon en caoutchouc, qui fait l'office de piston.

Le robinet est ouvert lorsque son grand axe est parallèle à celui de l'instrument.

Cette seringue présente des avantages et des inconvénients. Vu l'absence de piston, elle est facile à désinfecter, mais la pression de la poire en caoutchouc est moins forte que celle du piston ; de plus, si l'on tient cette seringue horizontalement, le liquide peut passer dans la poire et s'infecter. La seringue de Pravaz est infiniment plus commode, mais le piston de cet instrument ne peut être désinfecté. On a construit des seringues présentant les avantages de celles de Koch et de Pravaz sans en avoir les inconvénients. La seringue de Roux en verre munie d'un piston en moelle de sureau peut être passée à l'eau bouillante ; c'est un excellent instrument. Je vous recommande aussi la seringue de Pravaz à piston en amiante. Vous savez que cette substance peut supporter de hautes températures.

La solution une fois préparée et la seringue désinfectée par l'ébullition, comment faut-il faire l'injection ?

On fait la piqûre dans la région interscapulaire au niveau de la partie moyenne de l'omoplate. M. Cornil conseille de laver préalablement la peau à la liqueur de Van Swieten. C'est une pratique qui ne peut présenter que des avantages, mais qui n'est pas généralement suivie en Allemagne. J'ai du reste été frappé de ce fait que les médecins et les chirurgiens allemands, auxquels la pratique de l'antisepsie est familière, ne prennent pas de très grandes précautions au point de vue de la désinfection des instruments et du malade.

Comme toutes les injections hypodermiques, l'injection doit être faite profondément dans le tissu cellulaire. L'aiguille retirée, il est bon de frictionner le point qui a reçu l'injection, afin de faire diffuser la lymphe dans les mailles du tissu cellulaire.

Cette injection n'est pas douloureuse. De jeunes enfants supportent la piqûre sans se plaindre.

Ces précautions prises, il faut connaître exactement les doses à employer.

Secondement il est important de savoir si après une ou deux injections on doit laisser reposer le malade ou s'il est permis de continuer. Sur ce point, nous sommes assez exactement renseignés par les expériences des médecins allemands.

On ne se repentira jamais de commencer par une dose trop faible, on s'est déjà quelquefois repenti d'avoir commencé par une dose trop forte.

Chez l'adulte, injectez au début un milligramme ; chez l'enfant, un demi-milligramme, ou même 1/10 de milligramme. Guidez-vous, pour augmenter la dose, sur l'intensité et sur la durée de la réaction. Tant qu'une injection d'un milligramme provoque une élévation suffisante de la température (39°), n'augmentez pas. Ne faites pas une nouvelle injection tant que votre malade ne sera pas revenu à la température normale pendant vingt-quatre heures environ. L'augmentation ne doit être que d'un ou deux milligrammes. En augmentant ainsi progressivement et avec prudence, on peut arriver chez les malades atteints de tuberculoses chirurgicales à des doses relativement très élevées, et cela sans aucun danger. J'ai vu dans les services de Berlin plusieurs lupeux parvenus à la fin de leur traitement recevoir à chaque injection huit centigrammes de lymphe sans aucune réaction.

Le remède une fois introduit dans les tissus, vous savez

qu'il se produit une réaction se traduisant par des phénomènes locaux et par des phénomènes généraux. Dans
les tuberculoses chirurgicales et chez les lupeux en particulier, les phénomènes se passent sous vos yeux. Le lupus
est la maladie qui permet le mieux d'étudier cette réaction
locale. On peut supposer, du reste, que les phénomènes qui
se produisent dans les tuberculoses des autres organes sont
analogues, puisque la nature de la lésion est la même.

Voici ce que l'on voit au niveau d'un lupus quelques
heures après l'injection.

Les phénomènes réactionnels se passent principalement
au niveau du lupus, mais entraînent aussi quelques modifications dans les parties saines avoisinantes. Quelques
heures après l'injection, quelquefois même avant le frisson,
les régions lupeuses commencent à se tuméfier, à rougir,
quelques points même présentent pendant la fièvre une
couleur burn rouge. La région malade, qui était sèche et
rugueuse, devient le siège d'un suintement abondant. Le
liquide ainsi exhalé ne tarde pas à se concréter et à former
des croûtes. Les tubercules aberrants un peu éloignés du
foyer central subissent parfois les mêmes modifications.

Ces croûtes se détachent ensuite et laissent à leur place
une cicatrice lisse d'un rouge très vif. J'ai pu voir des
malades aux diverses périodes de la réaction ; un homme
qui nous a été présenté par Bergmann immédiatement
après la chute des croûtes présentait au plus haut point
cette coloration rouge vif.

Cette partie rouge et tuméfiée est entourée d'une
auréole blanchâtre, large d'un centimètre environ, limitée
elle-même par une zone vivement congestionnée.

Parfois l'œdème envahit toute la face du malade, et les
paupières sont infiltrées et épaissies jusqu'à empêcher
complètement de découvrir le globe oculaire. Cette réaction
s'accompagne de douleurs parfois vives dans les endroits
malades ou même généralisées à toute la tête.

A la seconde injection, la réaction locale est généralement moins intense ; les symptômes sont les mêmes, mais très atténués.

Peu de chose à ajouter sur les autres formes de tuberculoses chirurgicales.

Dans les cas d'adénite, on constate au niveau des ganglions malades tous les symptômes de l'inflammation, parmi lesquels le gonflement est certainement le phénomène le plus manifeste.

Chez les divers malades atteints de lésions articulaires que j'ai vus dans les services de Bergmann et de Kœhler, l'injection a toujours manifesté son action par une augmentation subite et très manifeste du gonflement et de la douleur. Après plusieurs réactions de même nature allant en diminuant d'intensité, les malades se trouvaient généralement mieux.

Un mot sur les réactions *inattendues* décelant un ancien foyer de tuberculose non complètement guéri. J'ai vu plusieurs faits de ce genre parmi les malades présentés par Bergmann. Chez un garçon de 13 ans, traité pour une arthrite tibio-tarsienne, se produisit un violent engorgement des ganglions du cou. Une jeune fille de 15 ans, atteinte d'adénite tuberculeuse, à la suite de la cinquième injection faite à la dose de 8 milligr., se met à tousser et se plaint de la poitrine. Un homme de 30 ans est traité pour un lupus de la face ; après la première injection, il souffre de la hanche. On avait noté dans l'histoire de ce malade une coxalgie à l'âge de 13 ans. Cette observation me paraît très intéressante.

Ces faits nous prouvent combien il est nécessaire d'examiner soigneusement le malade avant de commencer le traitement.

Je me garderai d'insister sur la réaction générale et ne vous en dirai que ce qui peut être spécial aux tuberculoses chirurgicales.

Vous en connaissez par la leçon de M. Grasset tous les

symptômes : action sur le système nerveux, sur le cœur, etc. Quelques mots sur la température.

Voir ci-joints quelques types de courbes qui me paraissent intéressants à divers points de vue.

La courbe n° 1 est celle d'une malade du service de Bardeleben ; elle nous montre combien il faut être prudent dans l'administration du remède, combien une faible augmentation (1 milligr.) peut faire élever la température. Cette malade avait déjà reçu 1, 2, 4, 6, 10 milligr. Une augmentation brusque de 4 milligr. (de 6 à 10) n'avait pas déterminé d'élévation de la température. A l'injection suivante, au lieu d'augmenter de 4 milligr., on augmente de 5 milligr., et la température monte à 39°,5.

La courbe n° 2, copiée dans le service de Bardeleben, est instructive parce qu'elle nous montre combien les enfants sont impressionnables pour de faibles doses. Le nommé P..., âgé de 8 ans, est atteint de lupus de la face. C'est du reste un malade qui a été extrêmement amélioré par le traitement. Une injection de 1 milligr. détermine chez lui une température variant de 40°,2 à 40°,6.

La réaction, qui durait douze heures environ, s'accompagnait d'une prostration extrême. L'enfant était absolument étranger à tout ce qui se passait autour de lui, et au plus fort de la réaction il fallait le secouer très violemment pour qu'il entr'ouvrît les yeux. Impossible d'obtenir de lui aucune réponse. La réaction passée, il était le lendemain dans un état excellent et mangeait de bon appétit.

Le nommé P... (Tracé n° 3) est un enfant de 10 ans atteint de lupus du nez et de la lèvre supérieure, le malade a été extrêmement amélioré par les injections.

Chez cet enfant, le travail cicatriciel avait obturé complètement l'orifice gauche des fosses nasales, la narine droite laissait passer avec peine un stylet de trousse. Cet enfant, quoique étant à peu près du même âge que le précédent, supporte une dose de 5 milligr., il réagit faiblement à 1 milligr., et tandis que le 23 novembre, à la suite d'une injection de 2 milligr., la température s'élève à 40°,2, le 4 décembre, à la suite d'une injection de 5 milligr., il ne monte qu'à 39°,6.

Le tracé n° 4 est intéressant à cause de la durée de la réaction. Il s'agit d'une malade de 18 ans, Maria L..., soignée dans le service de Kœhler et atteinte d'une coxalgie du côté droit. Cette malade, qui souffrait beaucoup, assure avoir été soulagée par les injections. La première injection à 1 milligr. amène une faible réaction; la deuxième à 2 milligr. n'est pas suivie d'élévation de la température, mais après la troisième injection de 5 milligr. le thermomètre marque 40°,2, le 30 novembre au soir; le 1er, le 2 et le 3 décembre, la malade a encore de la fièvre.

Dans le tracé n° 5 il s'agit d'une femme du service de Kœhler, nommée E..., atteinte de lupus de la face. Cette malade, très améliorée par le traitement, supporte très bien des doses de 0^{gr},01 par jour.

J'ai noté dans le service de Kœhler l'histoire de deux autres femmes atteintes de lupus de la face actuellement à peu près guéries.

La femme F..., atteinte de lupus occupant le nez et les deux joues, a reçu 14 injections variant de 1 milligr. à 0^{gr},08. Le jour où je l'ai vue, le 4 décembre, elle ne réagissait plus à cette dose, et elle était à peu près guérie. On ne peut cependant affirmer encore une guérison, quelques points étant douteux.

La femme F... est également atteinte d'un lupus de la face. Elle a reçu 12 injections variant comme dose de 1 milligr. à 0^{gr},08. Le 4 décembre, cette dose ne produit plus sur elle aucune impression ; elle est extrêmement améliorée.

Faut-il admettre, comme on est tenté de le faire en France, que les malades supportent ces doses considérables par suite de l'accoutumance ou faut-il voir la cause de la faiblesse de la réaction dans la diminution de la lésion tuberculeuse ? On ne peut, je crois, se prononcer à l'heure actuelle, mais on ne peut qu'être frappé de la diminution parallèle de la réaction et de l'étendue des parties malades.

J'ai souvent vu chez des malades traités pour des tuberculoses chirurgicales des *exanthèmes* à forme variable rubéolique et scarlatiniforme.

L'impression qui paraît résulter de l'étude de la réaction générale dans les tuberculoses chirurgicales, c'est que les phénomènes réactionnels sont peut-être un peu moins accentués. Les sujets sont moins gravement malades. Le siège de la réaction sur des organes moins délicats explique déjà cette bénignité relative.

La réaction étant connue dans ses grandes lignes, nous devons nous poser une question de thérapeutique chirurgicale qui me paraît extrêmement importante. Après que les malades auront été soulagés ou même guéris par ces injections, sera-t-il nécessaire de les soumettre à des opérations ? M. Grasset vous a montré que le pronostic des injections de Koch était, à un certain point de vue, variable suivant que les éléments nécrosés par la lymphe peuvent être plus ou moins facilement éliminés. Dans le lupus l'élimination est facile, dans les poumons c'est bien différent ; dans la boîte crânienne, pas d'élimination possible, aussi la mort est fatale. Que se passera-t-il au niveau des articulations malades ? Deux cas peuvent se présenter, où il existe des fistules ou bien l'articulation ne communique pas avec l'extérieur.

Dans le premier cas, il est à supposer que la dilatation des fistules conservées béantes pendant un certain temps sera suffisante pour donner passage aux éléments sphacélés ; mais, lorsque l'articulation ne sera pas fistuleuse, on ne sait comment l'issue des parties mortifiées pourra s'effectuer. Lister estime que l'organisme pourra supporter sans accident ces tissus sphacélés qui sont restés aseptiques. Cette explication est parfaitement acceptable. Cependant, si les tissus malades sont en très grande quantité, il est probable que leur élimination sera préférable.

Voici, d'après Kœhler la conduite que le chirurgien doit tenir en pareille circonstance. Commencez par faire des injections à faible dose, et augmentez progressivement suivant les règles que vous connaissez. Suspendez toute intervention chirurgicale tant que la réaction se produit. Il faut, pour intervenir, qu'il n'y ait plus de réaction même pour une dose très élevée, 8 à $0^{gr},10$ par exemple. Ce n'est qu'à ce moment que vous pourrez faire une arthrotomie destinée à permettre l'évacuation des produits nécrosés.

Nos conclusions sont les suivantes :

Il est absolument impossible de se prononcer à l'heure actuelle sur l'influence curative de la nouvelle méthode chez les malades atteints de tuberculose des articulations des ganglions et des os.

Existe-t-il des guérisons ? non, même pour le lupus.

Peut-il se produire des accidents graves chez les individus soumis à des injections pour des tuberculoses externes ? On peut répondre par la négative, à condition toutefois que le médecin connaisse les lésions comprises dans le chapitre des contre-indications.

On n'a pas, je crois, cité et je n'ai pas vu de cas d'aggravation dans les tuberculoses chirurgicales. Pour le lupus en particulier, je ne pense pas qu'il existe un seul cas où la lésion locale ait empiré.

Tous les lupus ont été améliorés et quelques-uns au point qu'il faut être dermatologiste pour pouvoir reconnaître que la lésion n'est pas guérie.

Ces observations de lupeux ne sont-elles pas faites pour donner de la confiance dans l'avenir de la méthode de Koch, si l'on songe que les lupeux et les phtisiques sont atteints de la même maladie ?

Quelle sera la durée de ces améliorations ? Il est impossible de le savoir. La récidive est à craindre, car le remède de Koch attaque le terrain tuberculeux sans tuer le bacille.

Je sais qu'en science il ne faut pas avoir d'opinion *a priori*, il est aussi absurde d'être enthousiaste que détracteur de parti pris. Il nous convient peut-être plus qu'à tout autre peuple d'accepter volontiers dès à présent la méthode de Koch comme une grande découverte thérapeutique.

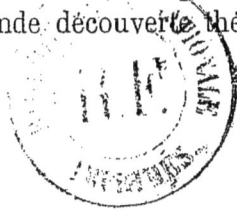

Courbe № I.

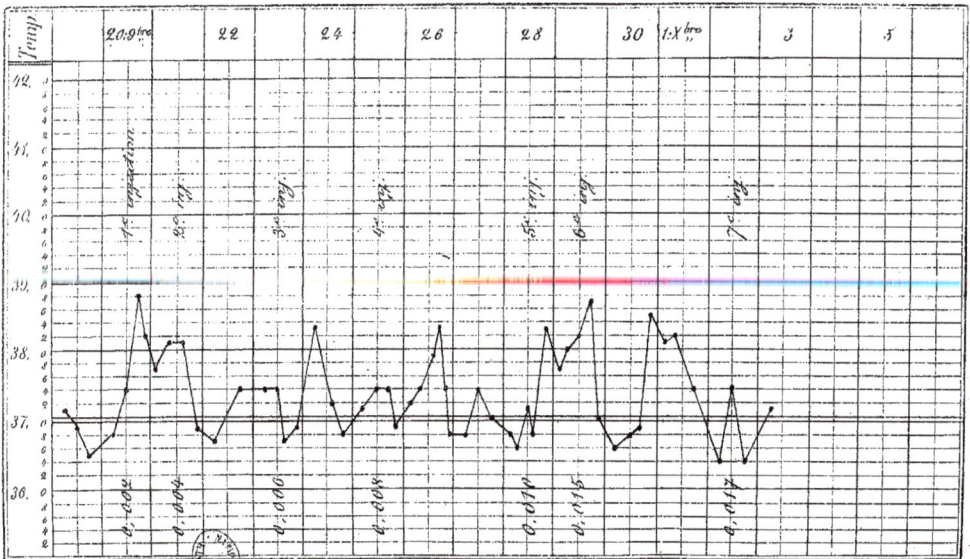

Lich Bosin.

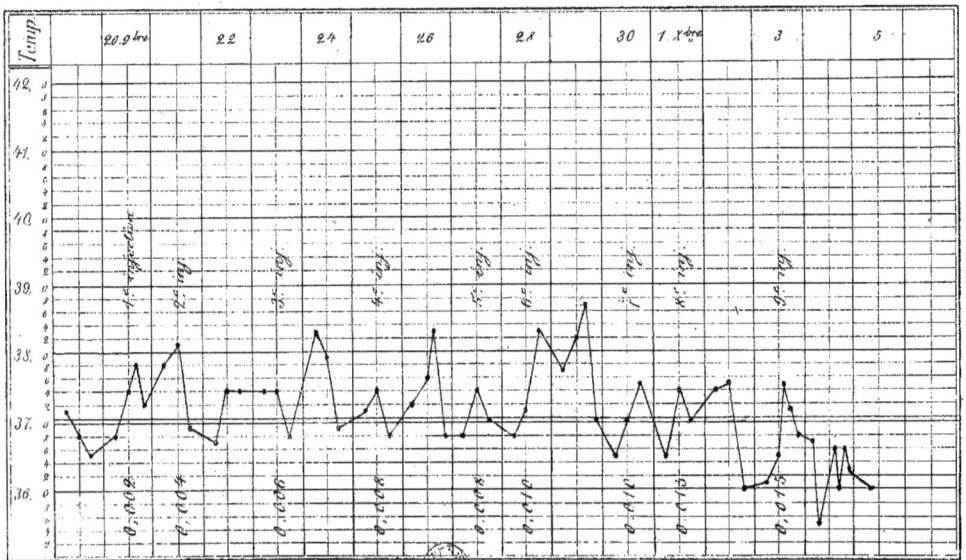

Courbe N.° II.

Courbe N° III.

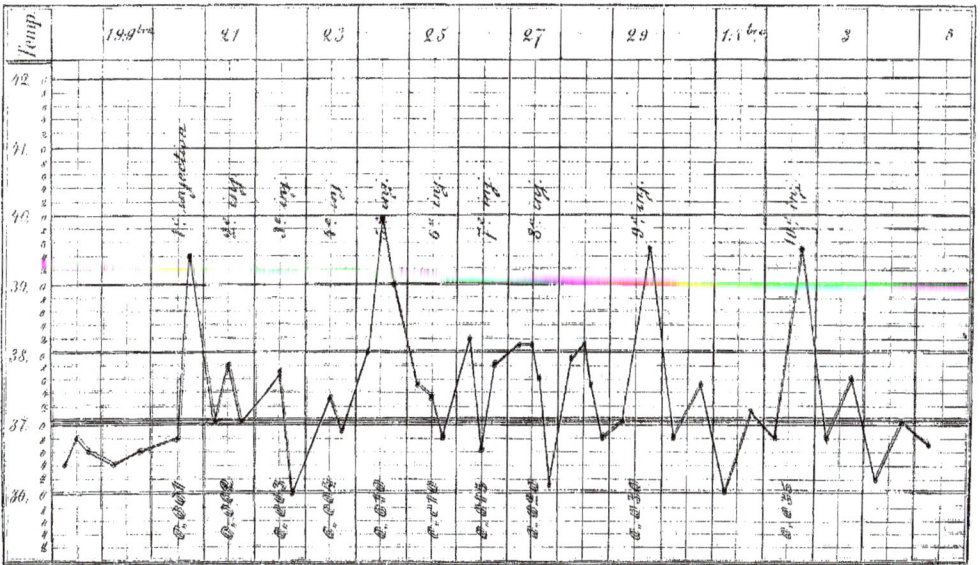

Courbe N.º IV.

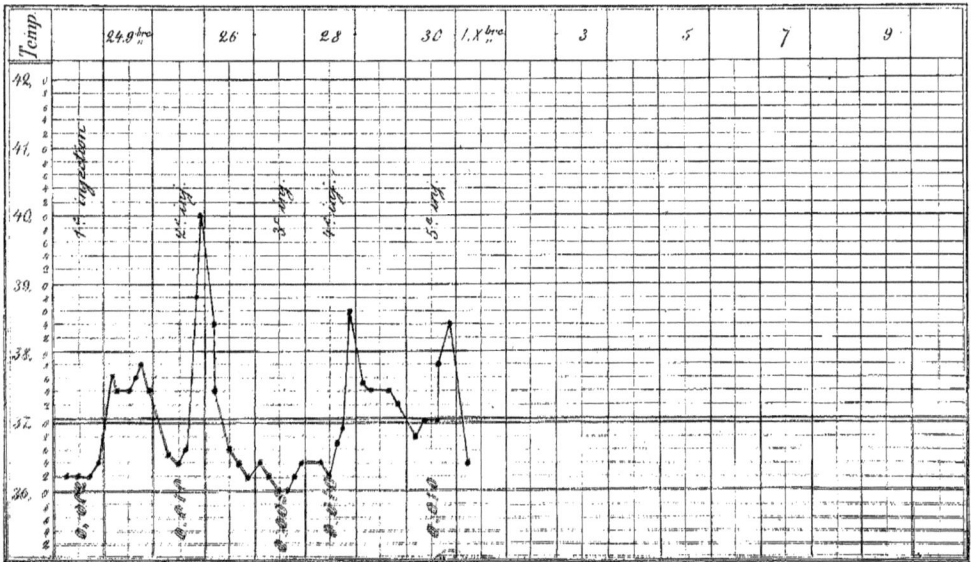

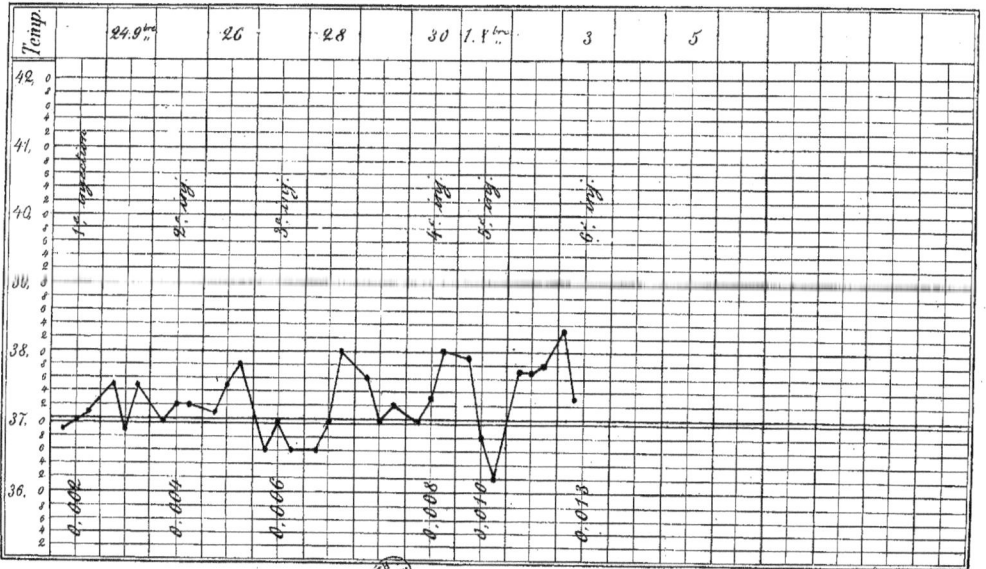

Courbe N.º V.

Courbe Nᵒ VI.

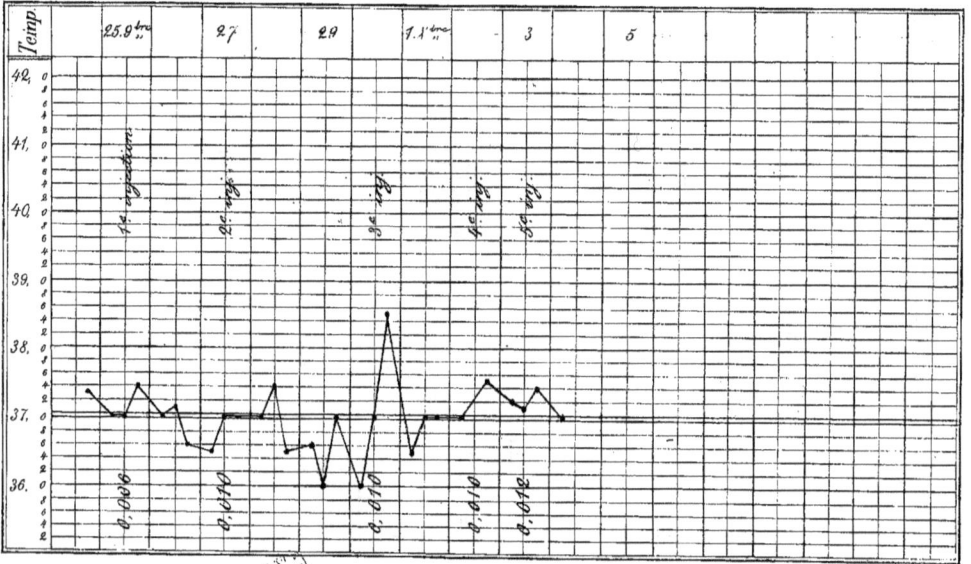

Courbe Nº VII.

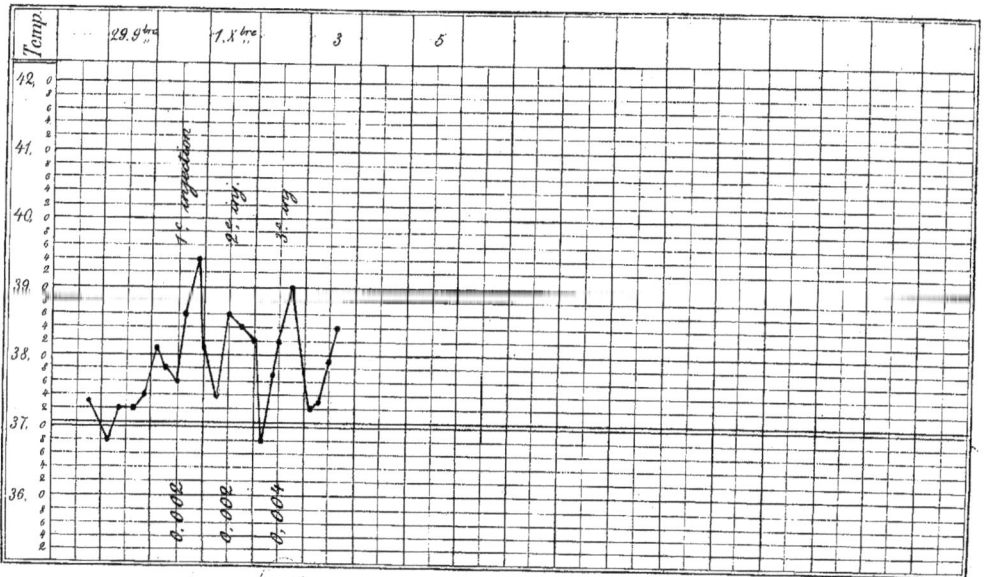

Courbe N.º VIII.

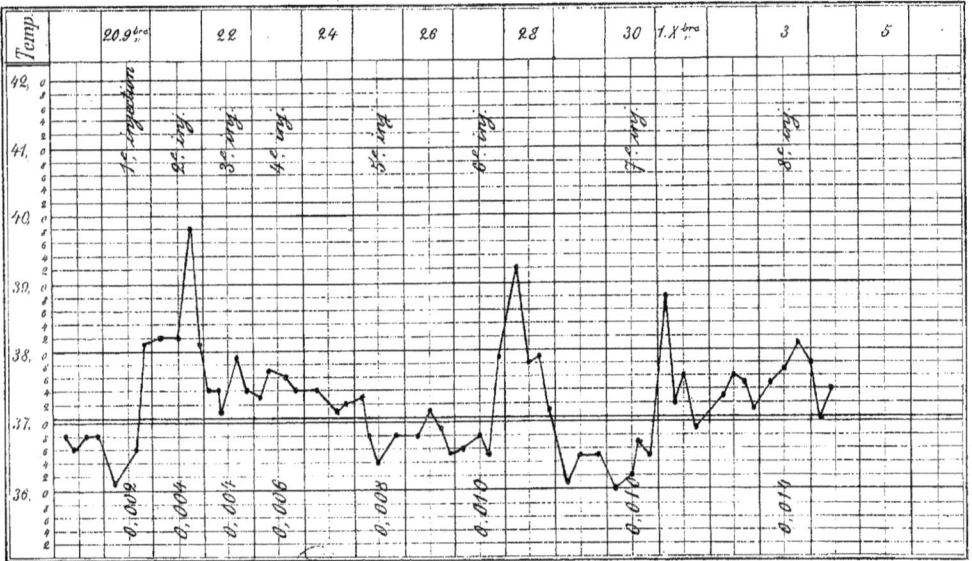

Courbe N.° IX. A.

Courbe Nᵒ. IX. B.

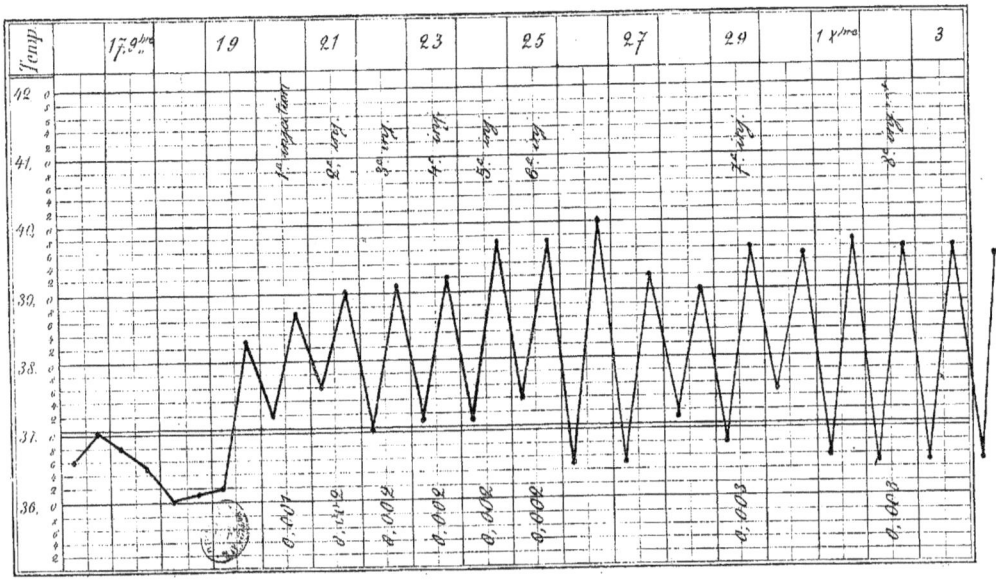

Courbe N° X.

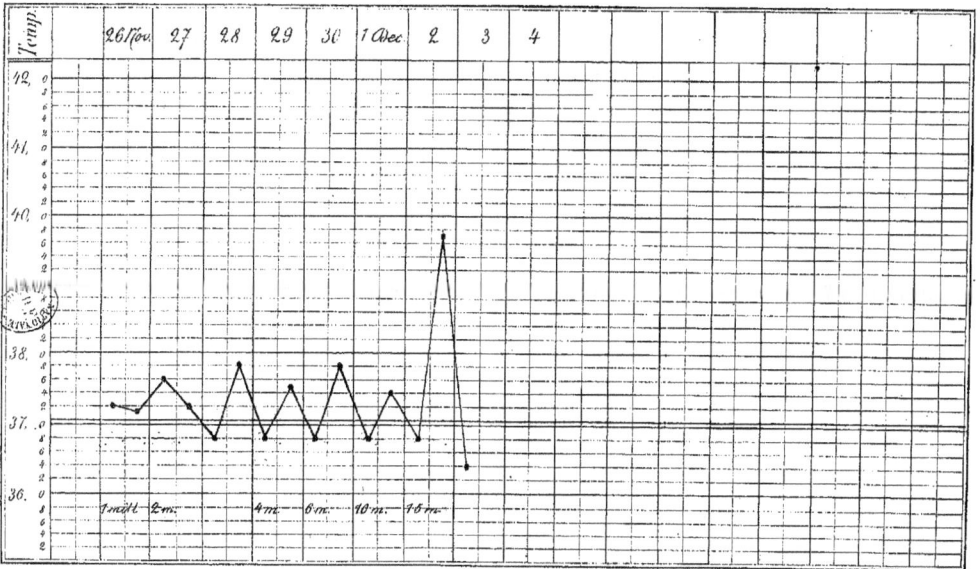

Courbe 76. 1.

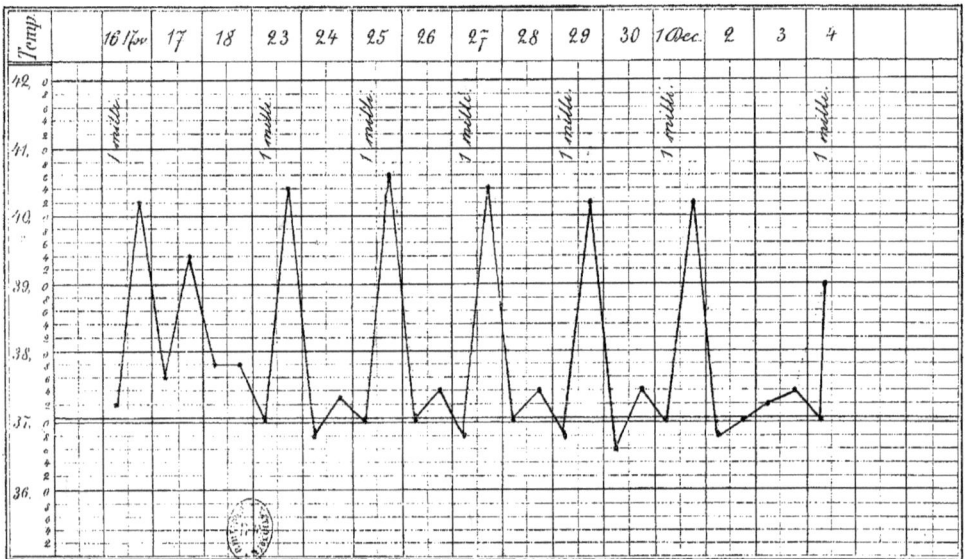

Courbe N°. 2.

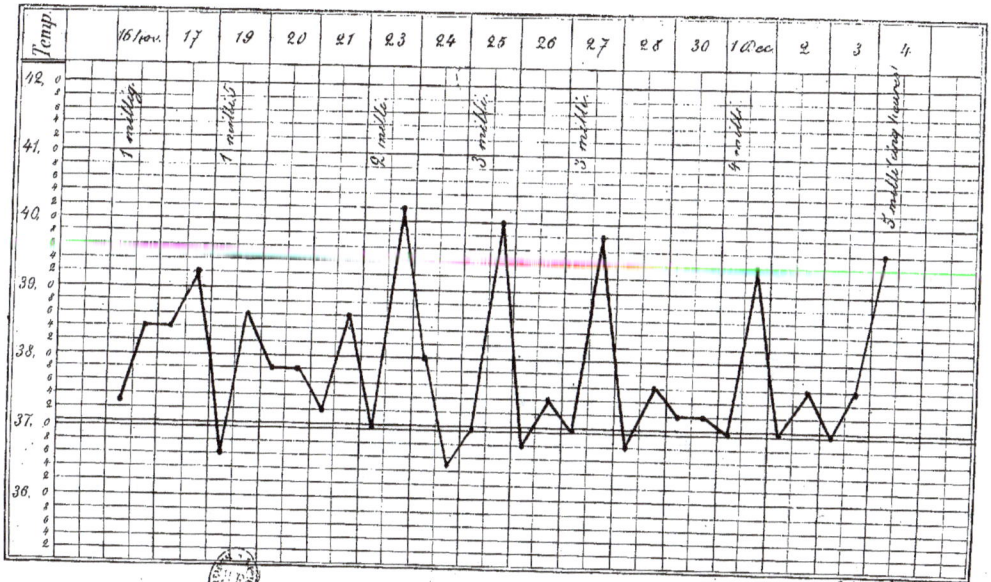

Courbe N.º 3

Courbe 9C°4

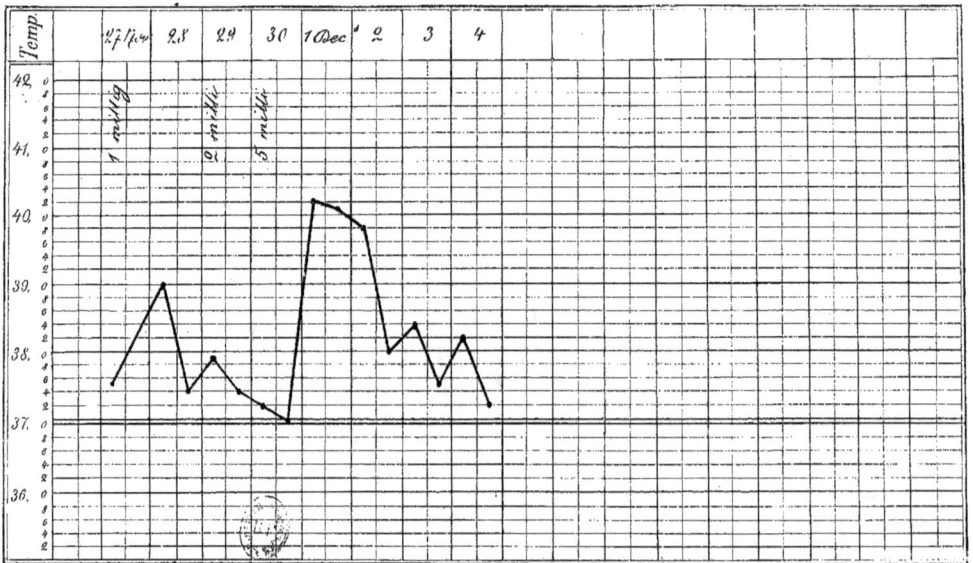

Courbe No. 5

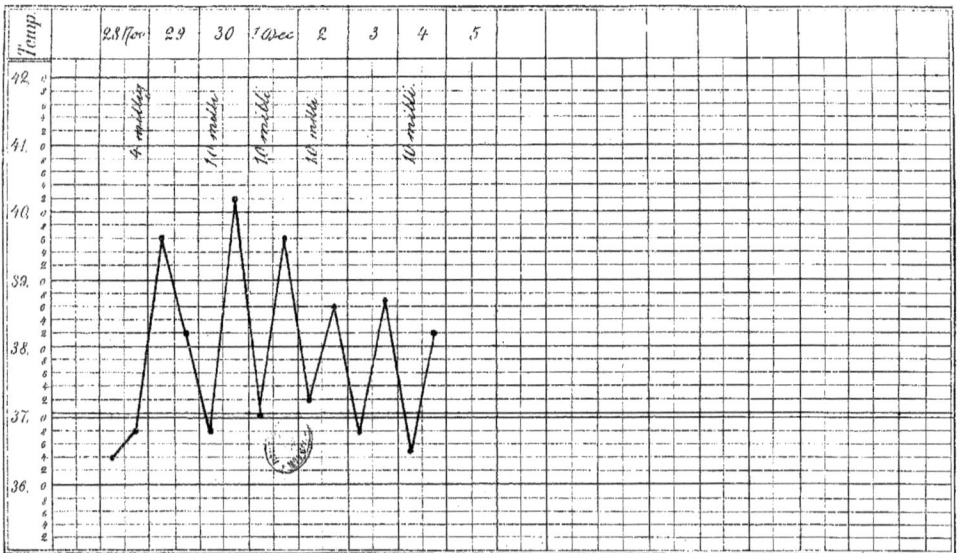

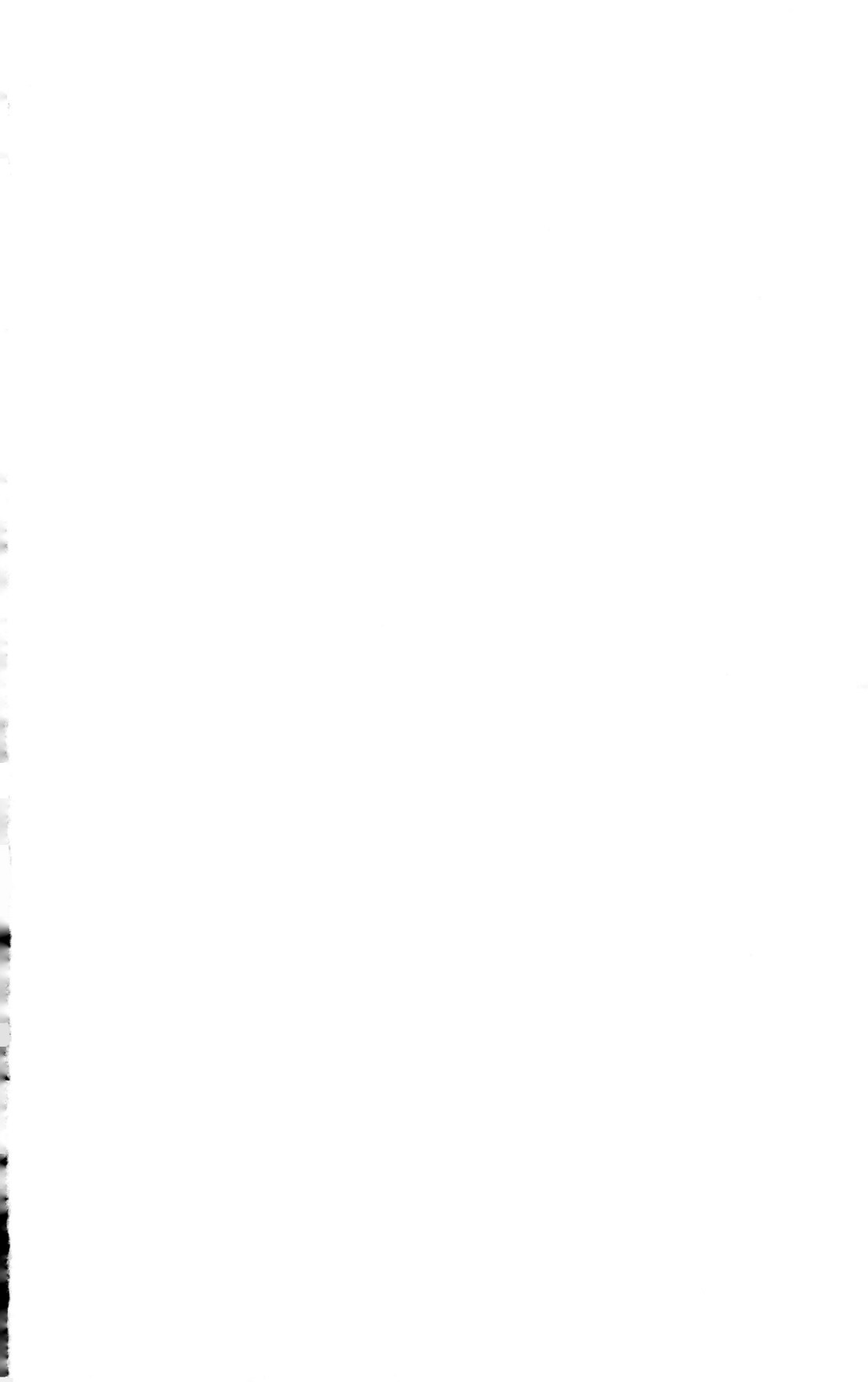